AF297868

DU MÊME AUTEUR

Formulaire de médecine pratique, par le Dʳ E. Monin, chevalier de la Légion d'honneur, officier de l'Instruction publique.

Le *Formulaire de médecine pratique* du Dʳ Monin (*nouvelle édition, 5ᵉ mille*), doit son succès sans précédent à la précision et à la méthode hors de pair qui caractérisent l'ouvrage, livre de chevet pour le praticien. Toutes les indications thérapeutiques de la pathologie sont compendieusement détaillées et clairement élucidées, par ordre alphabétique, dans ce volume de 650 pages, luxueusement imprimé.

(Préface du professeur Peter).

Envoi *franco*, relié, contre *mandat de 5 francs*, adressé à la Société d'Éditions, 4, rue Antoine-Dubois.

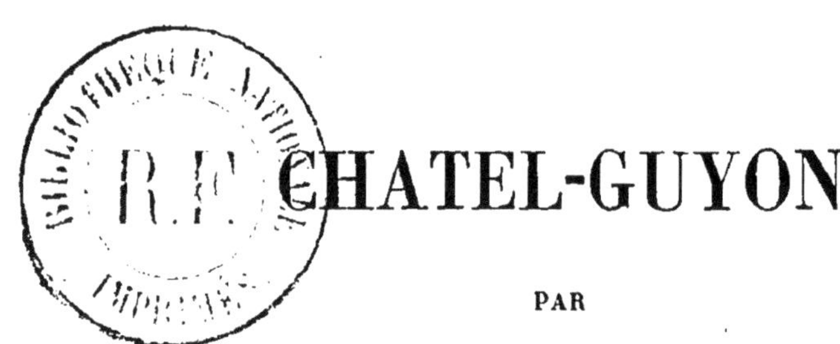

CHATEL-GUYON

PAR

Le Docteur E. MONIN

CHATEL-GUYON

PAR

Le Docteur E. MONIN

§ I. — Généralités préliminaires.

« Pour rendre de réels services, a dit, avec raison, Raynaud, la science de l'hydrologie doit se placer résolument sur le terrain de la clinique.» C'est ce que je veux essayer de faire, dans cette étude synthétique nourrie d'observations et solidement appuyée sur les travaux les plus sérieux. En offrant aux médecins et au public intelligent le résumé impartial des applications thérapeutiques de Châtel-Guyon, je ne répéterai point ce que tant d'hydrologues autorisés ont dit, il y a bien longtemps, mieux que je ne saurais le dire : à savoir que l'action hydro-minérale n'est point du tout comparable à celle des médicaments ordinaires. En dehors de l'influence curative, due aux ingrédients chimiques qui la constituent, toute eau minérale possède, par surcroît, un pouvoir *vitalisant, dynamique, anti-diathésique* dans son essence. Ne cherchons donc point à asservir trop étroitement la cure hydriatique aux doctrines de la chimie...

Ce n'est pas que la composition, exceptionnellement variée, riche et harmonique, des eaux de Châtel-Guyon ne puisse, à la rigueur, nous rendre compte, en majeure partie du moins, de sa puissance curative... Mais, elle offre encore quelque chose de plus, quelque chose de

différent : le *quid divinum* de Bordeu, que n'expliquent ni
le groupement hypothétique des métaux, ni la thermalité,
ni la pression, ni la force moléculaire, ni l'électricité elle-
même (cette bonne à tout faire, sur le dos de laquelle on
est si disposé à mettre toujours les inconnues scientifiques).
Qu'importe, du reste? si la théorie nous dit : Que sais-je ?
la pratique nous montre toujours la route à suivre. *Ars
in observatione.*

§ II. — Conditions climatériques. — Analyses.

La station de Châtel-Guyon, connue de toute antiquité,
n'a été bien étudiée médicalement et appréciée à sa juste
valeur que depuis une vingtaine d'années, grâce à la
savante impulsion du regretté professeur Gubler. Elle ne
doit donc sa rapide notoriété qu'à sa valeur curative, et
non à une sorte de *vis à tergô*, résultant de la mode ou
de la routine. Située dans la partie la plus pittoresque de
l'Auvergne, sur les confins de la riante Limagne, à une
altitude moyenne de 500 mètres environ, la station de
Châtel-Guyon jouit d'un air pur et vierge, d'un climat
très sain, d'une température verno-estivale de 18° en
moyenne. Abritée contre les vents d'Ouest, vecteurs des
orages en cette région, elle est indemne des chaleurs
accablantes et des variations thermiques brusques, par
suite de la prédominance des vents d'Est. Ce sont là des
conditions naturelles précieuses pour les malades.

Vingt-six sources, dont la gamme thermique varie de
17° à 37°, comme pour s'harmoniser avec tous les deside-
rata de l'art balnéaire, sourdent d'un terrain primitif grani-
tique, débitant, en 24 heures, un total de plus de *2 millions
de litres....*, de quoi alimenter d'eau minérale toute la

population d'une grande ville ! Et quelle eau minérale ? sans contredit, l'une des solutions médicamenteuses les plus riches que dame Nature, si prodigue en nos climats, ait pu élaborer dans ses mystérieuses et fécondes entrailles.

La composition chimique des diverses sources thermales de Châtel-Guyon n'offre pas de bien grands écarts. Je n'abuserai donc point de mes lecteurs en leur transcrivant, ici, les nombreuses analyses, faites et répétées aux divers griffons par les savants spécialistes les plus autorisés en la matière. Je donnerai seulement, comme type, la composition de la source Gubler, la plus connue, peut-être, parce qu'elle est la seule exportée.

Analyse *pour un litre d'Eau minérale*, par M. le docteur Magnier de la Source, pratiquée au laboratoire de la Faculté de médecine de Paris :

Gaz acide carbonique libre . . . . gr.	1.1120
Chlorure de magnésium.	1.5630
Chlorure de sodium.	1.6330
Bicarbonate de calcium	2.1769
Bicarbonate de sodium.	0.9550
Bicarbonate de fer.	0.0685
Bicarbonate de lithium.	0.0194
Bicarbonate de potassium.	0.2538
Sulfate de chaux	0.4990
Silice	0.1108
Arsenic	Traces
Acide phosphorique	Traces
Acide borique	Traces
Alumine	Traces
Total . . . . . gr.	8.3914

La simple lecture de cette analyse nous montre combien
est juste la remarque du docteur Rotureau, lorsqu'il
s'exprime ainsi, dans le *Dictionnaire encyclopédique*:
« Les eaux poly-métallites, thermales, chlorurées sodo-
magnésiennes, bicarbonatées calciques, sulfatées sodiques,
ferrugineuses et fortement carboniques de Châtel-Guyon,
renferment des éléments si complexes, que leur étude
thérapeutique réclame l'expérience et l'observation les plus
attentives. »

Ce qui frappe aussi, à première vue, ce sont les relations
intimes que ce composé naturel, si harmonieux, offre avec
notre chimie *hématique* : en d'autres termes, Châtel-Guyon
présente, avec le sang, « ce milieu intérieur de l'ani-
malité » (Claude Bernard), l'affinité constitutionnelle la
plus évidente et (disons-le de suite) la plus heureuse.
C'est précisément en comparant la composition de Châtel-
Guyon avec celle du plasma sanguin, notre «chair coulante»,
que le professeur Gubler trouva, pour elle, le surnom,
aussi ingénieux que mérité, de *lymphe minérale*. Par
échange de bons procédés, la station d'Auvergne dota
l'une de ses plus belles sources du nom, si universellement
aimé, de son célèbre parrain (source *Gubler*): faible
gratitude envers sa chère mémoire !

Le succès rapide de Châtel-Guyon vient surtout de ce
qu'elle est venue combler une lacune dans l'hydrologie
thérapeutique française. Le corps médical ne tarda pas à
reconnaître cliniquement que, grâce à sa composition
particulière, cette eau était d'une assimilation aisée, que
ses effets se produisaient *convenienter naturæ*, sans fatigue
comme sans secousses, et n'entraînaient jamais les accidents
d'intolérance, si familiers aux produits du laboratoire. Ce
n'est pas, comme on l'a prétendu, parce que la France

est pauvre en eaux purgatives, que s'est créée la vogue énorme de Châtel-Guyon. Car, je le dis dès à présent, ce n'est point une eau purgative. C'est une eau qui réveille la vitalité des malades et des affaiblis en opérant, par tous nos émonctoires (et l'émonctoire intestinal n'est pas le moins important), une sorte de lixiviation des résidus nutritifs. Son action tonique et régénératrice est secondaire à cette action préalable d'élimination. J'ai donc raison de dire qu'elle agit *convenienter naturæ* : car, pour réédifier, pour créer à nouveau, n'est-il pas, tout d'abord, indispensable de démolir et d'enlever les déblais ?

§ III. — Caractéristiques de l'action de l'eau en boisson.

Pour assurer la tolérance complète, il faut débuter par de petites doses et tâter son terrain, ainsi que le recommandent tous nos confrères hydrologues, sans exception. Si nous voulons chercher la révulsion perturbatrice, point n'est besoin de sortir de l'officine.

D'une saveur piquante et amère qui n'a, en vérité, rien de désagréable, l'eau de Châtel-Guyon possède une action tonique et apéritive presque immédiate. Dès les premières verrées, on constate une force et un bien-être réels, de l'*euphorie*, parfois même une légère ébriété, très passagère. C'est au bicarbonate de fer et à l'acide carbonique (qui lui sert de soutien et de support) qu'il faut, vraisemblablement, attribuer ces effets reconstituants d'emblée ou *analeptiques*. Ils témoignent aussi de cette action générale, de ce *quid ignotum*, dévolu au médicament vivant et qui nous rend compte des actions curatives locales en apparence les plus inexplicables, les plus contradictoires. C'est bien là le pouvoir anti-diathésique, le modificateur *totius substantiæ*, décrit par les anciens : d'une association thermo-minérale aussi amie du tube digestif que consanguine (si j'ose m'exprimer ainsi) du torrent circulatoire, dérive une activité thérapeutique incomparable, puisqu'elle est à la fois altérante et dépurative, fortifiante et tonique.

La dose moyenne usitée pendant la cure est de 2 à 3 verres par jour, et l'on ne dépasse guère cette proportion que dans certains cas opiniâtres de constipation grave. A cette dose moyenne, l'action laxative et diurétique est fort marquée ; à dose plus forte, l'action devient cathartique-spoliatrice ; à dose plus faible, on constate (bien nettement, il est vrai) des effets eupeptiques, apéritifs et toni-reconstituants.

Pour obtenir l'effet laxatif, il faut évidemment que l'eau prise en boisson ne soit point absorbée intégralement par l'estomac ; qu'elle puisse exercer son pouvoir spécial sur l'intestin, notre grand égout collecteur. Toutefois, l'action topique sur l'estomac est évidente, ainsi que notre savant confrère Baraduc l'a péremptoirement prouvé par ses lavages gastriques. Cette action s'exerce surtout sur les dyspepsies congestives et catarrhales, dérivant d'une mauvaise hygiène alimentaire, des irrégularités ou des excès, des troubles fonctionnels chroniques liés à l'anémie, au lymphatisme, aux grandes préoccupations intellectuelles. L'amélioration se manifeste très vite, par l'arrêt des fermentations anormales et le rétablissement des sécrétions pepsi-chlorhydriques de l'estomac.

L'action sur l'intestin est plus complexe : elle est à la fois physique et chimique. L'eau de Châtel-Guyon excite les contractions péristaltiques, qui jouent le rôle primordial dans les fonctions de l'intestin ; elle modifie, par osmose, les sécrétions de la muqueuse et assure ainsi l'expulsion et la dilution aseptique, régulière, des matériaux excrémentitiels. C'est, en d'autres termes, le type de l'action toni-laxative. La différence essentielle avec les purgatifs salins, c'est qu'au lieu d'hypérémier la muqueuse, l'eau de Châtel-Guyon la décongestionne, en remédiant à l'atonie musculaire des fibres lisses, même chez les sujets atteints d'une véritable parésie intestinale, par abus des drastiques ou pour d'autres causes. Cette action *élective* d'équilibration circulatoire ou vaso-motrice se retrouve, ainsi que nous le verrons, ou plutôt *s'étend* sur tout le territoire du système de la veine-porte, qui régit tyranniquement nos affections sous-diaphragmatiques et commande à la nutrition abdominale, dès le premier appel du plexus solaire.

Le sang étant le grand modérateur des nerfs et le plus fidèle des antispasmodiques (*sanguis frenat nervos*), il n'est pas étonnant que, prise en boisson pendant trois semaines, Châtel-Guyon rende, comme névrosthénique (tonique du système nerveux), les plus signalés services. On assiste, en effet, à une véritable rénovation du sang et des nerfs, à une reconstitution lente et graduelle de toutes les débilités diathésiques résultant du mauvais fonctionnement habituel des divers appareils organiques. Des sécrétions gastriques régulières et normales, une fluidification parfaite de la bile, l'accélération des mouvements péristaltiques et vermiculaires de l'intestin : voilà, déjà, de quoi rendre compte de l'augmentation marquée dans la capacité nutritive, du perfectionnement dans l'assimilation. Mais Châtel-Guyon recèle, en plus, une action potentielle purificatrice du milieu intérieur : la thermalité de l'eau permet, d'ailleurs (ainsi que l'a parfaitement vu Bouchard), aux substances salines de séjourner plus longuement dans le torrent circulatoire et de s'y mêler, d'une manière plus efficace et plus intime, au liquide sanguin, véhicule de toute activité médicamenteuse, agent de toute réforme vitale...

L'eau minérale agit, enfin, sur cette importante annexe du tube digestif, le foie, en désobstruant la glande vasculaire sanguine qui est en lui; elle décongestionne les centres nerveux, résout les exsudats de nouvelle formation, combat victorieusement la *dyscrasie veineuse*. On voit que tout le pouvoir général de l'eau, administrée en boisson, concourt à l'accélération nutritive : agent curatif naturel, apéritif, stimulant, laxatif et diurétique, dépurateur et tonique, il ne saurait être suppléé que très difficilement par la médication la plus soigneusement ordonnée, dès qu'il s'agit d'apporter un remède urgent à toutes ces affections *bradytrophiques*, par nutrition ralentie, qui résultent, le plus souvent, de la sédentarité exagérée et de cette existence anti-hygiénique, équilibrant si mal notre budget organique de recettes et de dépenses.

§ IV. — **Applications externes de Châtel-Guyon.**

Sur le tégument externe, l'eau thermale sodo-chlorurée et très gazeuse de Châtel-Guyon exerce, d'abord, une action doucement détersive, excitante, sans irritation démesurée. Mais la répétition un peu fréquente des bains ne tarde pas à amener une vive révulsion cutanée, se traduisant par un prurit marqué et par des plaques d'érythème, siégeant de préférence aux articulations et suivies de desquamation furfuracée. Cette action est surtout rapportée, par tous les observateurs, à la grande quantité d'acide carbonique que l'on voit se déposer, en bulles fines, sur la surface de la peau. On a justement comparé ces perles gazeuses à autant de minuscules ventouses : leur action décongestive et révulsive est, en effet, considérable et c'est à elle que je rattacherai cette indicible sensation de *bien-être* inusité, accusée par tous les malades au sortir de leur bain. On conçoit, ainsi, combien ce dernier doit seconder puissamment l'action adéquate de l'eau prise en boisson, afin d'opérer les métamorphoses trophiques, dont nous attendons la santé et la vie. Enfin (quoique la question de l'absorption des sels par la peau ne soit pas encore bien résolue). je crois cependant, après les expériences de Magnin, Keller et de tant d'autres, qu'il y a lieu de l'admettre, pour le cas particulier de Châtel-Guyon, du moins.

Quoi qu'il en soit, le bain, en cette station, relève les déchéances organiques, à la façon énergique et vive d'un véritable agent électro-dynamique. N'oubliez pas que l'énorme débit des sources permet à la station d'administrer *à tous les malades* de véritables bains à eau courante : chaque baignoire devient ainsi une piscine, *animée par un courant d'eau thermale, à température constante, arrivant, directement et naturellement, d'un griffon voisin.* Bien peu de stations peuvent réaliser cet idéal hydriatique, permettant de ne rien perdre du dynamisme des sources. C'est, assurément, à cette balnéation *vive* qu'il faut rapporter la rapide action de vitalité bienfaisante imprimée aux plus débilités des organismes.

Châtel-Guyon possède, d'ailleurs, toutes les ressources modernes de l'outillage balnéothérapique : elle utilise de grandes douches à pression graduée, pour en tirer, à basse température, des effets toni-sédatifs, et des effets stimulants et révulsifs à haute température. Elle est munie de douches

ascendantes, nasales, vaginales, etc., de salles de massage,
de sudation, de pulvérisation, etc... Trois vastes piscines
de natation y ont été ménagées, naturellement à eau
courante. On ne peut imaginer semblable luxe de ressources
pratiques.

Comme toutes les cures d'eaux, celle de Châtel-Guyon
dure trois semaines en général. Toutefois, lorsqu'il s'agit,
comme le remarque le professeur Gubler, « d'obtenir des
effets métacrasiques et métatrophiques durables et profonds»
(dans le mal de Bright, par exemple), une cure de 4 à 5
semaines n'est point trop longue et devient même souvent
un *minimum*.

Envisageons maintenant, en des esquisses séparées,
quelles sont les principales indications curatives dévolues
à notre belle station d'Auvergne et que nous avons déjà
laissé pressentir dans nos généralités.

§ V. — Traitement des maladies de l'estomac.

L'une des spécialisations thérapeutiques les plus impor-
tantes de Châtel-Guyon réside dans les altérations fonc-
tionnelles de l'estomac, d'où partent si communément les
maladies organiques les plus diverses et les plus graves :
pylorus rector, disait Van Helmont. Qu'il s'agisse de
dyspepsie pituiteuse ou saburrale (gastrorrhée, *chronic
indigestion* des médecins anglais); que ce soit l'atonie
musculaire qui semble dominer la scène morbide en
amenant la dilatation de l'organe : toujours les eaux de Châtel-
Guyon possèdent une activité curative des plus durables. J'ai,
par devers moi, des centaines d'observations, prises sur
de gros mangeurs, des alcooliques, atteints de pesan-
teurs constantes, de ballonnements et d'hypéracidités, de

régurgitations et de vomissements, avec vertiges, intermit-
tences du cœur, amaigrissement, dégoût des aliments, gas-
tralgie violente, fermentations anormales et fétides (bref, tous
les symptômes des dyspepsies confirmées) : la guérison a été
la règle et la restitution fonctionnelle s'est maintenue,
constante, à la suite de la cure de Châtel-Guyon.

La station possède, d'ailleurs, dans le lavage de l'estomac, fait au moyen de l'eau minérale à 33° directement
conduite de la source, un agent héroïque et *tout
à fait spécial* de traitement pour les dyspeptiques rebelles.
L'asepsie de l'estomac et le pansement de sa muqueuse
sont assurés d'une manière complète, par le moyen du
tube à double courant d'Audhoui, qui réveille les contractions physiologiques, restaure les sécrétions normales et
exerce, sur les ulcérations, une action cicatrisante vainement
cherchée, jusqu'ici, par tous les thérapeutes. Les conscien-
cieuses observations du docteur Baraduc montrent que
l'on peut, par cette méthode, triompher de cette rebelle
maladie, l'*ulcère* de l'estomac, et mettre le malade à l'abri
de récidives trop fréquentes.

§ VI. — Traitement de la constipation.

Tout le monde connaît l'iliade des maux engendrés
par la constipation : un grand nombre de troubles nutritifs,
de migraines, d'accidents nerveux, d'inexplicables débilités,
n'ont point d'autre origine. Eh bien ! Châtel-Guyon
constitue le véritable spécifique des constipations les plus
rebelles, même lorsqu'elles sont liées à des engorgements
du foie et de la rate, à des phlegmasies viscérales, etc...
Avec deux ou trois verres au *maximum*, on obtient une
purgation sans coliques et sans constipation en retour,

aÎnsi qu'il résulte des célèbres expériences de Rabuteau et Laborde. Sans provoquer ces saignées séreuses que l'on reproche justement aux purgatifs salins, le gramme et demi de chlorure de magnésium, renfermé dans un litre d'eau de Châtel-Guyon, suffit à augmenter la contractilité expulsive de l'intestin et à assurer des selles régulières.

Alors, on voit disparaître les vertiges, les céphalées, les somnolences et autres malaises réflexes, dus à l'auto-intoxication d'origine intestinale : combien aussi de dyspepsies guérissent de cette manière, liées qu'elles étaient, uniquement, à une origine iléo-cœcale ! La victoire remportée par l'eau minérale sur la contracture nerveuse spasmodique est souvent définitive : la défécation s'établit, dès lors, sans fatigue et sans que, *le corps s'y habituant*, comme dit le vulgaire, il puisse renaître aucune *constipatio redux*. Le professeur Potain, dans une clinique publiée par la *Semaine médicale* (31 août 1887), a particulièrement insisté sur les mérites de cette action curative de Châtel-Guyon *contre les constipations des arthritiques*.

Les déplétions intestinales provoquées par Châtel-Guyon, loin d'accentuer, à la façon des purgatifs ordinaires, l'anémie et l'asthénie, enrichissent plutôt le sang et profitent aux forces générales. C'est que, d'une part, l'encombrement stercoral cause le dépérissement organique, par un véritable empoisonnement continu du sang : l'anémie, ainsi que l'ont prouvé Duclos et sir And. Clarke, n'est bien souvent qu'une *stercorémie*. D'autre part, nous verrons que l'eau minérale absorbée possède une action remontante et hématique d'une incontestable supériorité sur toute médication similaire, habituellement échauffante.

Toutes les stations ont leur sobriquet ou leur surnom. Qu'elle le veuille ou non, Châtel-Guyon est et sera toujours

« la station des constipés ». Aussi, voit-elle affluer, tous les ans, les formes les plus variées de la *coprostase*. Les rétrécis de l'intestin, les hémorroïdaires, les femmes à utérus dévié, les herpétiques à muqueuses sèches, les victimes de l'âge et de la sédentarité, les sujets en proie à l'appendicite et à la côlite chronique et pseudo-membraneuse, les jeunes filles chlorotiques, dont l'intestin semble comme paralysé : toutes ces catégories de constipations trouvent, dans la station auvergnate, sinon la guérison entière, du moins la plus fidèle amélioration. Il suffit, comme je l'ai fait, de dépouiller le registre d'observations, prises par nos confrères de Châtel-Guyon, pour être persuadé que l'action curative est surtout remarquable dans la constipation consécutive à la diminution de la sécrétion biliaire ; dans celle des névropathes, des arthritiques et des rhumatisants ; dans la côlite glaireuse et les dilatations intestinales qui en dérivent. La cure hydriatique ne se borne point, du reste, à la régularisation des évacuations alvines : elle active la résorption des exsudats, dans les pérityphlites, et la résolution de ces brides cicatricielles, reliques trop fréquentes des fièvres typhoïdes et des anciennes péritonites. Ces derniers et importants résultats s'acquièrent, évidemment, à la faveur d'une action fondante *interstitielle* sur la nutrition entière et d'une régularisation *vaso-motrice* de la circulation abdominale, ainsi que je veux, maintenant, le démontrer.

§ VII. — **Maladies du foie et de la rate.**

Lorsque, au lendemain de nos désastres, Gubler entreprenait, contre les eaux allemandes, sa patriotique campagne, il n'hésita pas à proclamer bien haut, analyses et observations en main, l'analogie et aussi la supériorité de Châtel-Guyon sur les trois célèbres stations d'outre-Rhin : Kissingen, Marienbad, Carlsbad. Or, la spécialisation clinique de ces sources est l'engorgement abdominal, l'*unterleibs-vollblütigkeit*, comme disent nos bons amis, dans leur langue si pleine de douceur. On peut dire que cette clientèle spéciale ne leur manque guère, l'Allemagne étant la patrie des gros mangeurs, atteints de pléthore abdominale et de surcharge graisseuse de l'intestin, souffrant de tous les malaises qu'engendrent la torpeur du foie, la congestion hépatique, la stase veineuse hémorroïdaire.....

Il est certain aussi que, de 40 à 60 ans, dans notre classe aisée, dont le ventre est devenu un peu trop la religion, les Français fournissent, également, un certain nombre de malades par atonie de la circulation-porte et obstruction veineuse abdominale. On peut aussi y joindre les *Françaises*, victimes d'un immobilisme exagéré ou des accidents congestifs de l'âge critique ; les sujets atteints de coliques hépatiques à répétition, d'engorgements passifs du foie et de la rate, dus à l'impaludisme et aux séjours prolongés dans les colonies intertropicales. La cure de Châtel-Guyon, par son action sur les fibres lisses, rétablit le cours de la bile, augmente sa quantité et ses qualités fluides, chasse les précipitations calculeuses et déterge cette *angiocholite* catarrhale, mère de la lithiase biliaire. L'hypertrophie et l'engorgement-porte par stase veineuse se résolvent, comme par une émission sanguine locale. L'alcalinité indispensable est ainsi restituée aux humeurs : la jaunisse disparaît, par un rétablissement insensible du cours de la bile. L'hypochondrie, si étroitement liée aux affections du foie, rétrograde, à son tour, devant la cure thermo-minérale bien dirigée.

On ne connaît pas encore très nettement les maladies de la rate : mais on sait, depuis Claude Bernard, que cet organe lympho-vasculaire est le plus actif propulseur de la circulation-porte, le véritable *cœur* du système veineux abdominal, sa capsule étant constituée, en majeure partie, par de longues fibres musculaires lisses. Eh bien ! en remédiant à l'épuisement paralytique de ces fibres, la cure hydriatique guérira l'hypertrophie de la rate et rétablira, du même coup, la circulation du système porte, triomphant de la congestion hépatique, de la pesanteur pelvienne, des hémorroïdes, de l'hypérémie rénale et de la diathèse variqueuse elle-même. On voit disparaître, ainsi, la longue kyrielle des symptômes tributaires de la pléthore abdominale : la somnolence, les bouffées de chaleur faciale, les cauchemars, les névralgies, les palpitations, la pesanteur des membres inférieurs, la toux hépatique, les éruptions cutanées rebelles, etc., etc. L'animation sur-activée, qu'imprime à la circulation abdominale la cure de Châtel-Guyon, explique à la fois la décongestion des stases veineuses passives et l'invigoration *active* des organes qui rentrent, ainsi, en possession de la part de liquide sanguin dont ils se trouvaient frustrés par les *impedimenta* apportés au cours normal du liquide. Aux effets de l'eau en boisson, se surajoute la stimulation directe, imprimée par le bain au système capillaire, servant d'intermédiaire entre le cœur et le réseau veineux. Incitation vitale au dedans, galvanisation vaso-motrice au dehors : voilà comment disparaissent les embarras circulatoires, voilà comment s'éteignent les troubles trophiques qui les accompagnent.

§ VIII. — Action de Châtel-Guyon sur la constitution du sang.

J'ai déjà fait plusieurs allusions à l'action modificatrice de l'eau de Châtel-Guyon sur la *crase* sanguine. La clinique démontre, jusqu'à l'évidence, que cette action s'exerce, principalement, contre la misère physiologique, la chloroanémie, l'aglobulie, le lymphatisme, surtout lorsque ces états constitutionnels dépendent d'un vice d'assimilation ou d'excrétion (1). Les bains à eau courante (cela est prouvé) possèdent une virtuosité thérapeutique bien plus profitable que les bains de mer, au groupe des populations infantile et féminine, si hautement dominé, de nos jours, par la susceptibilité nerveuse et par les tares de l'hérédité névropathique. Quant à l'eau en boisson, elle facilite, puissamment, l'assimilation des albuminoïdes et le perfectionnement de l'hématose, grâce à sa chloruration pondérée, qui constitue un appoint des plus certains dans le conflit de l'oxygène et des globules. N'oublions pas, du reste, que l'hypochlorurie prédispose à la tuberculose et à toutes les maladies de misère. Enfin, l'assimilation des principes martiaux, antidotes de l'aglobulie, se trouve assurée par les chlorures et les bicarbonates qui leur servent de passeports. C'est pour ces raisons que les eaux de Châtel-Guyon, essentiellement *pénétrantes*, augmentent si promptement les forces, triomphent des atonies, guérissent l'aménorrhée et les pertes blanches, compagnes assidues de la chlorose, et fortifient, chez les vierges et chez les

---

(1) Jules Simon déclare Châtel-Guyon la meilleure eau *tonique* et *déplétive* pour les enfants scrofuleux.

jeunes femmes, l'appareil utéro-ovarien, *minoris resis-
tentiæ*.

A l'ingestion de la « lymphe minérale », on peut, dans
le traitement de la chlorose, joindre l'hydrothérapie froide,
pour combattre les symptômes nerveux et corroborer
l'activité curative des eaux. Je n'ai point besoin d'ajouter
que cette hydrothérapie est supérieurement installée dans
l'établissement thermal de Châtel-Guyon.

L'action stimulante et éliminatrice de Châtel-Guyon a
fait, depuis longtemps, proposer cette station contre la
goutte, la gravelle et les autres manifestations protéi-
formes de l'uricémie, qui offrent, comme indication pri-
mordiale, l'accélération nutritive. On obtient, en effet, les
meilleurs effets curatifs, de la cure hydriatique, dans la
forme torpide, asthénique, de la goutte, alors que, trop
débilitant, Vichy se trouve contre-indiqué ; dans la gravelle phosphatique ; dans le diabète cachectique, avec
azoturie peu marquée. L'action de Châtel-Guyon sur le
foie explique, en grande partie, cette dernière et fructueuse
application. L'obésité se réclame aussi d'une cure qui
favorise les actes éliminatoires, active les oxydations, re-
dresse le vice nutritif sans accidents d'intolérance, et
stimule les fonctions du foie, dont la sécrétion biliaire joue
un rôle si marqué dans les phénomènes de la résorption
adipeuse.

Gubler a surtout insisté sur la valeur de notre station
pour le traitement rationnel de l'albuminurie. Les eaux
de Châtel-Guyon, affirme le savant maître, réparent les
pertes en sérum, activent l'hématose et augmentent, par leur
richesse minérale, la capacité du sang pour l'albumine, en
empêchant l'élimination hors de l'économie de cette sub-
stance protéique tant précieuse. On sait que les doctrines

de Semmola, admises universellement aujourd'hui, s'accordent pleinement avec cette théorie thérapeutique du professeur Gubler, sur l'action des chlorures à l'état naissant. Il faut, bien entendu, pour envoyer un albuminurique dans la station d'Auvergne, attendre patiemment la disparition de tout état aigu ou phlegmasique, qui pourrait être exaspéré par la stimulation du traitement hydrominéral.

Il est un syndrôme de la diathèse urique contre lequel Châtel-Guyon s'est fréquemment montré fort actif : je veux parler de la *diathèse variqueuse*, des phlébites à répétition : le docteur Baraduc a publié, à cet égard, des observations fort concluantes, que tous les praticiens ont lues.

Éliminatrice par excellence, l'eau en question convient fort bien aux arthritiques nerveux et lymphatiques : elle déblaie le sang et la nutrition de leurs résidus plastiques nuisibles, et empêche ainsi les récidives du rhumatisme. Il est certain que le *chlorure de lithium*, renfermé dans l'eau minérale, doit avoir, dans ces cas-là, une part importante dans les bons résultats obtenus. Les bains minéraux gazeux ressuscitent, de leur côté, le bon fonctionnement de la peau, et exercent, sur les articulations et les groupes musculaires, le réconfortant dynamisme dont ils imprègnent la surface externe des téguments, si riche en expansions nerveuses de tout ordre.

Il faut aussi recommander Châtel-Guyon dans les *dermatoses*. L'eczéma et le lichen arthritiques, qui s'accómpagnent, si communément, de constipation, par vice de la sécrétion biliaire ; les prurigos, les érythèmes rebelles, les éruptions acnéiques pustuleuses se trouvent fort bien de la stimulation par la balnéation acidulée et de l'action interne, si marquée, de l'eau en boisson, sur les fonctions gastro-intestinales. Est-il quelque chose de plus vrai, en médecine, que l'axiome de Lorry : *maximum cum cute consensum habet ventriculus*? La maladie de peau se trouve attaquée, si j'ose m'exprimer ainsi, par ses deux bouts, dans sa cause et dans ses effets : les principes divers de la cure se renforcent et s'activent mutuellement, par échange de bons procédés curatifs.

Le pouvoir laxatif et diurétique de l'eau de Châtel-Guyon indique aussi son action dépurative du virus syphilitique : elle peut également chasser le mercure des centres nerveux, de même qu'éliminer l'alcool et les autres poisons. Son action tonique sur le sphincter vésical guérit la spermatorrhée et l'incontinence d'urine; son pouvoir décongestif calme les irritations vésico-prostatiques. Les arthritiques sont, fréquemment, des *constipés du rein*, ce qui contribue à en faire la proie des néphrites et des calculs urinaires : ils bénéficient donc grandement d'une cure qui accentue la vitalité des reins et de la vessie et modifie le catarrhe vésical, même chez les vieillards.

Les enfants d'arthritiques, les jeunes sujets surmenés, les convalescents d'affections graves, les jeunes filles dont la croissance et la formation sont difficiles trouvent, à Châtel-Guyon, tous les éléments d'enrichissement indispensable aux globules sanguins (1). L'air pur et vivifiant des montagnes contribue, pour sa part, aux effets complets des eaux. J'en dirai autant des anémiques de nos colonies, qui y trouvent la décongestion viscérale et la suractivité

---

(1) Jules Simon recommande l'eau minérale de Châtel-Guyon, principalement aux enfants affaiblis « et dyspeptiques par anémie et dépression des forces ».

nutritive : notre station possède, déjà, une imposante clientèle de paludiques et d'hépatiques inter-tropicaux, qui bénéficie grandement de ces ressources curatives radicales.

§ IX. — Maladies des femmes. — Maladies nerveuses.

J'ai dit le parti que l'on peut tirer de l'activité tonique et reconstituante de Châtel-Guyon, dans les flux utérins atoniques et les irrégularités menstruelles ressortissant à la chloro-anémie. Il me reste à définir l'action, altérante et dérivative, de nos eaux sur les engorgements du col et du corps de l'utérus, sur les fibrômes et kystes ovariens au début, et, en général, sur tous les états congestifs des organes du petit bassin. L'hypertrophie utérine et les phlegmasies de cet organe sont, fréquemment, entretenues par la torpeur vasculaire spéciale aux arthritiques. L'ingestion de l'eau, jointe au traitement local par les bains généraux et par les douches vaginales, triomphe vivement des écoulements passifs et cicatrise les lésions du col. On a obtenu, enfin, des résultats inespérés dans certaines névralgies utéro-ovariennes graves et rebelles, pour lesquelles la chirurgie régnante avait proposé les ablations génitales dont elle est, depuis quelque temps, trop prodigue.

N'oublions pas que la congestion domine, ainsi que l'a dit Velpeau, toute la pathologie utérine. Châtel-Guyon est la station décongestive par excellence : c'est donc elle qui résoudra le plus efficacement les lésions utérines et préviendra le plus sûrement les maladies des annexes. Le bain arrête les pertes de sang, apaise l'élément douleur, guérit les suites de couches et les fausses-couches dues au traumatisme puerpéral négligé, résout les salpingites dont la date n'est point trop ancienne. Les douches vaginales possèdent une action détersive et cicatrisante des plus notoires, due surtout, je crois, à la présence de l'acide carbonique.

On peut, enfin, recommander le séjour de Châtel-Guyon aux dames dont l'imprégnation gravidique est empêchée par l'atonie de l'ovulation ; à celles qui doivent se préparer à subir une opération sérieuse, ovariotomie, hystérecto-mie, etc. ; à celles aussi qui ont besoin d'une restitution de fonctions et d'une réparation de forces, à la suite d'une intervention chirurgicale déjà favorable.

Un mot sur le traitement des maladies du système nerveux. Bien avant sa vogue actuelle, la station de Châtel-Guyon était déjà, dans la région, recommandée contre les récidives de la congestion cérébrale et de l'apoplexie, ainsi que pour le traitement prophylactique et curatif de l'hémiplégie. La question est délicate et doit être débattue en dehors de l'empirisme grossier qui présidait naguère à l'administration des eaux minérales. Il est évident qu'en abaissant la pression sanguine générale et en dérivant, du côté de l'intestin, les matériaux de la congestion, la cure thermale peut rendre de signalés services aux cérébro-congestifs et aux apoplectiques : mais c'est là un traitement dont l'opportunité devra être judicieusement discutée et la direction soumise au tact médical le plus attentif. Aucune action dépressive ne succède, du reste, à cette décongestion : bien au contraire, les neurasthéniques (qui ne sont le plus souvent, je crois, que des candidats au ramollissement cérébral) en obtiennent une action toni-sédative, due au réveil de toutes les sécrétions et à la libération des fonctions assimilatrices. Cette action devient héroïque dans quelques névroses, alors que les désordres nerveux puisent leur origine au fond des perturbations gastro-intestinales et d'une chloro-anémie *larvée*. Il en est de même lorsque (chose fréquente) l'hystérie et l'hypochondrie se trouvent liées à de l'obstruction stercorale. Dans ces cas-là, il y a, d'abord, action apéritive et laxative, puis révulsion cutanée par les pratiques hydriatiques externes; enfin, reconstitution générale par les martiaux et les chlorures. On voit ainsi disparaître les migraines et les névralgies violentes et rebelles; la pesanteur intellectuelle, qui tient de si près à la dyspepsie tenace, les vapeurs et pandiculations réflexes, provenant de l'atonie du tube digestif, etc... L'action excito-motrice si salutaire de l'eau de Châtel-Guyon, doit être aussi mise à profit dans les constrictions nerveuses des muscles de l'œsophage (*dysphagie hystérique*) : les effets produits sont aussi définitifs dans la contracture spasmodique de la musculature rectale, que nous avons vue engendrer certaines variétés de constipation guéries par la station.

X. — Les contre-indications.

« Un remède puissant pour guérir, a dit justement Trousseau, est, d'une manière nécessaire, puissant pour faire du mal. » Châtel-Guyon est contre-indiqué, d'une manière absolue, dans les états aigus et fébriles, dans la plupart des affections inflammatoires; dans les maladies tuberculeuses et cancéreuses, même peu avancées; dans les néphrites parenchymateuses aiguës; dans les affections organiques du cœur et des gros vaisseaux. On a vu la cure thermale provoquer aussi des accidents, dans les débilitations nerveuses prononcées et dans les gastro-entérites avec exaltation sthénique de la contractilité musculaire. Il va sans dire que le malade doit se soumettre docilement aux prescriptions du médecin consultant et les exécuter à la lettre. Il ne s'agit pas ici d'une de ces eaux indéterminées et indifférentes, d'une de ces pratiques balnéaires inoffensives, comme il en existe à foison dans notre beau pays de France : il s'agit d'une médication hydro-thermale *puissante*, arme à deux tranchants, réclamant un maniement habile. Il faut savoir proportionner aux divers cas l'intensité de la cure et éviter surtout les trop hautes doses de boisson, qui ne sauraient purger qu'à la faveur d'une véritable indigestion intestinale, n'ayant rien de physiologique. C'est par la graduation et la modération dans les doses que l'on obtiendra ces effets *altérants* à longue portée, sans faire courir à l'organisme certains dommages immédiats, certains risques d'intolérance, qui ne servent qu'à compromettre la puissance des modifications ultérieures et à mettre en défaut la future échéance d'une prochaine guérison.

§ XI. — Emploi des eaux transportées.

Les malades qui, pour une raison ou pour une autre, ne sauraient se rendre à la station elle-même, peuvent-ils recourir à la cure par les eaux transportées à domicile ? Malgré la perte de la thermalité et une légère diminution du gaz acide carbonique, je n'hésite pas à affirmer avec tous les cliniciens, que l'eau de Châtel-Guyon, embouteillée avec le plus grand soin, jouit, transportée, de toutes les propriétés reconnues à l'eau bue au griffon. Les expériences du docteur de Lavarenne, notamment, démontrent que la source Gubler peut se conserver d'une manière indéfinie dans tous les climats et supporter les transports les plus éloignés. La source Gubler est d'ailleurs la seule qui serve aux expéditions, grâce aux facilités de son captage spécial.

Chlorurée bicarbonatée, la source Gubler est l'eau des lymphatiques et des bradytrophiques. Fluidifiante et éliminatrice, tonique et réparatrice, elle étend sa sphère d'activité sur toutes les maladies sous-diaphragmatiques, précédemment énumérées. C'est ainsi qu'elle détermine, sur toutes les fonctions nutritives, ses propriétés d'excitation physico-chimiques ; elle triomphe de l'inertie côlorectale des femmes nerveuses et sédentaires, qui aiment en elle précisément ses avantages de purger lentement et par stimulation, sans fatiguer ni affaiblir.

L'usage régulier de la source Gubler prise le matin à jeûn ou aux repas, avec les aliments (dose moyenne : une bouteille par 24 heures), liquéfie la bile, donne des selles noires-verdâtres, caractéristiques, justement comparées par Deschamps aux célèbres « selles carlsbadoises » : la source Gubler fait, pour cette raison, partie indispensable du régime curatif et préventif des calculs biliaires et des affections hépatiques en général. Elle stimule et régularise le fonctionnement gastro-intestinal, désobstrue le système-porte, combat la diathèse variqueuse, guérit la dyspepsie catarrhale chronique des sujets lymphatiques et sédentaires, des femmes et des gros mangeurs. J'ai dit les bons résultats qu'on en pouvait tirer dans l'ectasie gastrique : si l'on considère, en effet, que la dilatation de l'estomac se trouve créée et entretenue par la laxité atonique de la tunique musculaire de l'estomac, il faut conclure aux bienfaits thérapeutiques que l'on peut attendre d'une eau minérale galvanisant en quelque sorte le tissu des fibres

musculaires lisses. Le docteur Baraduc a insisté sur tous
ces faits, dans son beau travail sur les *Dyspepsies gastro-
intestinales*, publié chez Delahaye. Il a montré à nos
confrères quels secours ils tireront dans leur pratique
quotidienne, de la source* Gubler transportée. Depuis la
publication de ce mémoire, des milliers d'observations favo-
rables ont été publiées par les praticiens sur ce chapitre:
aussi n'y insisté-je point plus longuement.

L'action résolutive et tonique de la source Gubler la
fait également prescrire dans les engorgements glandulaires
ou adénopathiques des sujets lymphatiques; dans les dermatoses eczémateuses rebelles; dans les anémies, où elle rem-
place avec avantage les préparations de fer et de manga-
nèse, dont l'assimilation est si équivoque ; pour régulariser
les flux menstruels et hémorroïdaires ; pour assurer une
facile diurèse chez les urinaires affaiblis et contreba-
lancer silencieusement les progrès cachectisants de l'albuminurie et du diabète, en nettoyant la glande hépatique
et le filtre rénal.

Je trouve enfin dans les observations publiées, les indications suivantes : goutte et rhumatisme chroniques à
forme atonique et torpide; obstructions viscérales d'origine
malarienne; affections utérines congestives; convalescences
irrégulières et bâtardes, avec persistance des anomalies
assimilatrices ; chétivité des enfants et des jeunes gens,
croissance et formation difficiles, insuffisance de l'énergie
musculaire, etc... Personnellement, je prescris volontiers,
dans ma pratique, la source Gubler contre la polysarcie :
grâce à son action méthodiquement désobstruante, on
voit diminuer très rapidement le volume du ventre, sans
azoturie dangereuse : cette déplétion, particulièrement
agréable aux obèses, précède de beaucoup l'amincissement

(j'allais dire le dégraissage) des autres régions de l'organisme.

L'usage habituel de la source Gubler est si bien supporté, que certains malades la boivent exclusivement d'une façon continue, d'un bout à l'autre de l'année, avec une quinzaine de jours de repos toutes les trois ou quatre semaines. Il ne s'agit donc, en aucune façon, d'une médication perturbatrice : peu d'eaux minérales actives sont, à coup sûr, justiciables d'un usage aussi prolongé, et (disons-le) aussi précieux. Car aux maladies chroniques, constitutionnelles, il faut opposer au traitement chronique, *totiùs subtantiæ*.

§ XII. — **Appréciations et Références.**

Au lieu de faire suivre cette courte esquisse d'un index bibliographique que personne ne lit, inscrivons ici, au moment de prendre congé de nos lecteurs, les appréciations les plus caractéristiques concernant Châtel-Guyon.

Il y a deux siècles, l'illustre Raulin déclarait uniques en France, pour leurs propriétés médicatrices, les eaux de cette localité : « Leur principe martial les rend, dit-il, apéritives ; leur sel marin à base alcaline et leur sel cathartique amer les rend stomachiques, résolutives et purgatives. » A part la fantaisie de l'appréciation chimique, on voit que Raulin avait observé très complètement les vertus thérapeutiques de Châtel-Guyon. Cela nous prouve (malgré les orgueilleuses prétentions de la médecine moderne), cela nous prouve que, de tout temps, les cliniciens ont su voir, et bien voir, sans microtomes ni réactifs !

Avant la période actuelle, les docteurs Deval et Aguilhon de Sarran avaient fort bien élucidé déjà « les mérites purgatifs et puissamment diurétiques » de la station.

Le docteur Huguet, devançant l'enseignement officiel de Gubler à la Faculté de médecine, reconnaît que les eaux de Châtel-Guyon « remplacent avec avantages les cures de Kissingen, Marienbad et Carlsbad ».

M. A. Chevallier (de l'Académie de médecine) déclarait, il y a plus de vingt-cinq ans, que « l'établissement ne laisse rien à désirer sous le point de vue du confortable et des aménagements rendus indispensables par la nature purgative des eaux ». Que dirait-il, en face des ressources balnéaires actuelles et des embellissements réalisés par la plus intelligente des directions?

« La grande analogie de Châtel-Guyon avec Carlsbad, écrit le professeur Gubler, indique son emploi dans le diabète : en rendant plus actives les combustions, elle aide à la transformation du sucre en acide carbonique. »

Le docteur Leven la préfère à Vichy dans les cas de congestion hépatique. Cette opinion est aussi celle de Millard.

Le docteur Aud'houi la préconise comme « stomachique et laxative, nettoyant les organes digestifs, tout en soutenant et en excitant leur fonctionnement ».

« Les bains de Châtel-Guyon, dit le docteur Voury, possèdent une action à la fois sédative et tonique. »

« Atonie du tube digestif et atonie de l'état général, voilà, dit le docteur A. Deschamps, l'indication de l'eau de Châtel-Guyon. C'est le puissant remède des sujets torpides, anémiques, lymphatiques, affaiblis. »

Rotureau estime aussi que « l'usage interne et externe de ces eaux thermales convient surtout aux personnes faibles, asthéniques, chlorotiques, hysthériques et hypochondriaques. Car elles sont, ajoute-t-il, puissamment martiales et fort bien tolérées ».

« Ces eaux, dit le docteur Barrault, sont supérieures pour combattre l'engorgement des organes glandulaires de l'abdomen et les affections gastro-intestinales de nature atonique. »

« Les eaux de Châtel-Guyon sont laxatives et c'est ce qui rend leur usage précieux entre toutes, la plupart de nos sources françaises étant neutres ou astringentes. » Telle est l'opinion motivée par le docteur Constantin James.

Le professeur Potain leur reconnaît, par expérience, une action élective sur la nutrition viscérale et sur l'hématopoïèse.

Le docteur Mallez les préconise dans les blennorrhées anciennes et les prostatites aiguës, qu'il traite fréquemment, dit-il, par la source Gubler transportée.

Le docteur Galicier reconnaît à cette source « une supériorité hors ligne pour la guérison des dyspepsies ».

Le docteur Jules Simon lui attribue chez les enfants scrofuleux « des propriétés toniques et déplétives ».

Le docteur Bouchard la recommande dans « la dyspepsie gastro-intestinale accompagnée de vertigo stomacal et d'opiniâtre constipation ».

Le docteur Nivelet la vante surtout pour ses effets laxatifs obtenus sans colique ni diarrhée.

Le docteur Payen, le professeur Jallet, les docteurs Gérard, Barbier et Collignon n'ont eu également qu'à se louer des avantages de Châtel-Guyon dans les affections gastro-intestinales, atonies digestives, engorgements de l'abdomen, etc.

Dans une étude profonde de la question, le professeur

Armand DE FLEURY apprécie de cette manière, en résumé, la valeur de Châtel-Guyon : Cette eau est toute une médication à dominante stimulo-excitatrice portant doublement son action sur les échanges nutritifs et sur la contractilité; réparatrice et substitutive, elle draine, en quelque sorte, toute la vascularisation, assure l'exonération intestinale et enrichit l'hématose par l'association des chlorures et des carbonates de sodium aux principes ferrugineux. C'est une médication complexe et naturelle, bien supérieure à toute médication similaire, toutes les fois qu'il s'agit de rétablir l'intégrité du fonctionnement nutritif.

A l'appui de son dire, le savant et regretté professeur de thérapeutique rapporte un grand nombre d'observations de guérisons dues à la source Gubler transportée. Nous y remarquons : un cas de phlébite adhésive, plusieurs cas de stéatose, un cas de bronchite suspecte chez un enfant scrofuleux, plusieurs cas d'arthritis avec hémorroïdes, une observation de métrite chronique, avec congestions sanguines péri-utérines, un cas de chlorose grave avec purpura liée à des hématuries abondantes, un cas d'ascite d'origine cardio-hépatique, un cas d'anémie ultime par métrorrhagies, etc., etc.

Pour le professeur HAYEM, Châtel-Guyon est utile lorsqu'on veut réduire la masse sanguine, chez les obèses vigoureux. Cette eau, dit notre savant maître, est particulière : bicarbonatée calcique, elle renferme, à côté du chlorure de sodium, du chlorure de magnésium. Aussi, paraît-elle agir surtout par sa chloruration. Elle est particulièrement indiquée *chez les hypopeptiques constipés...* »

Le docteur RAYMOND en fait le spécifique de la constipation habituelle; le docteur FOURNIER, le remède de la dyspepsie atone; le docteur BOYER, la base du traitement de la dyspepsie avec anémie ; le docteur Gaillard n'a eu qu'à s'en louer contre la pléthore abdominale et les dyspepsies d'origine hépatique.

« Les eaux provoquent et réveillent les mouvements des muscles de la vie végétative ; cette contraction des fibres lisses des vaisseaux active la circulation générale, désobstrue le système veineux et décongestionne les organes internes. » (Dr A. Baraduc.)

« Sous l'influence de la balnéation, écrit le docteur Janvier, la peau, de rèche et rugueuse qu'elle était, devient moite et lisse, fraîche et douce : Châtel-Guyon désobstruante à l'intérieur pour les reins et pour le foie, l'est aussi à l'extérieur pour le tégument externe. »

Quant à la station elle-même « elle réunit, dit le docteur Labarthe, tout le confortable et tous les avantages des plus grandes villes d'eaux : le nombre et l'importance des malades y augmente chaque année dans des proportions considérables. »

« Sa clientèle de malades qui ne cesse de croître laisse entrevoir le brillant avenir de Châtel-Guyon », dit, de même, le docteur Bardet.

C'est aussi notre humble avis : car les praticiens français ne peuvent manquer d'utiliser, de plus en plus, dans l'intérêt de leurs malades et de leur propre renommée, un agent hydro-médical capable de leur rendre de si appréciés services.

RÉPERTOIRE DES CHAPITRES

IMPRIMERIE CHAIX, RUE BERGÈRE, 20, PARIS. — 5210-3-93. — (Encre Lorilleux).